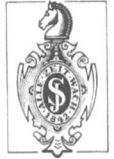

J. Savanov

Lagerungshilfsmittel in der Krankenpflege

Mit 21 Abbildungen

Springer-Verlag
Berlin Heidelberg New York
London Paris Tokyo

Julianna Savanov
Paffrather Straße 152
D-5060 Bergisch Gladbach 2

ISBN 978-3-540-18632-8   ISBN 978-3-642-73245-4 (eBook)
DOI 10.1007/978-3-642-73245-4

CIP-Kurztitelaufnahme der Deutschen Bibliothek
Savanov, Julianna: Lagerungshilfsmittel in der Krankenpflege/J. Savanov. -
Berlin; Heidelberg; New York; London; Paris; Tokyo: Springer, 1988

Dieses Werk ist urheberrechtlich geschützt. Die dadurch begründeten Rechte, insbesondere die der Übersetzung, des Nachdrucks, des Vortrags, der Entnahme von Abbildungen und Tabellen, der Funksendung, der Mikroverfilmung oder der Vervielfältigung auf anderen Wegen und der Speicherung in Datenverarbeitungsanlagen, bleiben, auch bei nur auszugsweiser Verwertung, vorbehalten. Eine Vervielfältigung dieses Werkes oder von Teilen dieses Werkes ist auch im Einzelfall nur in den Grenzen der gesetzlichen Bestimmungen des Urheberrechtsgesetzes der Bundesrepublik Deutschland vom 9. September 1965 in der Fassung vom 24. Juni 1985 zulässig. Sie ist grundsätzlich vergütungspflichtig. Zuwiderhandlungen unterliegen den Strafbestimmungen des Urheberrechtsgesetzes.

© Springer-Verlag Berlin Heidelberg 1988
Die Wiedergabe von Gebrauchsnamen, Handelsnamen, Warenbezeichnungen usw. in diesem Werk berechtigt auch ohne besondere Kennzeichnung nicht zu der Annahme, daß solche Namen im Sinne der Warenzeichen- und Markenschutz-Gesetzgebung als frei zu betrachten wären und daher von jedermann benutzt werden dürften.

Gesamtherstellung: Appl, Wemding

2119/3140-543210

Vorwort

Dieses Buch soll Krankenpflegeschülern und auch dem examinierten Krankenpflegepersonal eine Orientierung bei der Anwendung von Lagerungshilfsmitteln in der Praxis sein.
Die vorgestellten Lagerungshilfsmittel werden nicht aus therapeutischen Gründen, sondern zur Vorbeugung von Sekundärerkrankungen und zur Unterstützung der Heilung eingesetzt.
Der richtige Einsatz von Lagerungshilfsmitteln am Patienten setzt fundierte Fachkenntnisse in Anatomie, Physiologie und Pathophysiologie voraus. Ein Erfolg kann nur erzielt werden, wenn der Patient über das Ziel und über die Wirkung des eingesetzten Lagerungshilfsmittels informiert ist, damit er die Hintergründe der Maßnahme versteht und aktiv mitarbeitet.
Unerläßlich ist auch die fachgerechte Versorgung der gebrauchten Lagerungshilfsmittel, um die Asepsis im Krankenhaus zu wahren.

Bergisch Gladbach,
im Januar 1988 *Julianna Savanov*

Inhaltsverzeichnis

Einführung

Welche Bedeutung besitzen Lagerungshilfsmittel
im Alltagsleben? 3

Wann werden Lagerungshilfsmittel in der Krankenpflege
verwendet? 4

Lagerungshilfsmittel zur Stützung

Stützung eines Patienten mit Lagerungshilfsmitteln
in der Praxis 7

1. Federkissen 8

2. Schaumstoffkeile 12

3. Schaumstoff 14

4. Knierolle 16

5. Nackenrolle 17

6. Fußstütze 18

7. Sandsäcke 20

Lagerungshilfsmittel zur Ruhigstellung

1. Spreu- und Hirsekissen 23

2. Schiene nach Volkmann 24

3. Schiene nach Braun 26

4. Schiene nach Keel 29

5. Schiene nach Kramer 32

6. Das Lattenbrett 34

Druckentlastung und Druckverteilung

Wie wird in der Praxis Druckentlastung erreicht? 37

Lagerungshilfsmittel zur Druckentlastung

1. Der Luftring 43

2. Der Bettbogen/Die Bettgabel 45

Lagerungshilfsmittel zur Druckverteilung

1. Das Fell 51

2. Das Wasserkissen 53

3. Die Antidekubitusmatratze 55

4. Das Gelkissen 57

5. Das Pack-Kissen 59

6. Das Dunlop-Kissen 60

Einführung

Welche Bedeutung besitzen Lagerungshilfsmittel im Alltagsleben?

Die Anwendung von Lagerungshilfsmitteln fördert primär das Wohlbefinden beim Sitzen und Liegen. Es handelt sich hierbei um gepolsterte Sitzmöbel, Stuhllehnen, Matratzen und Kopfkissen.
Das Gewicht des Körpers übt beim Sitzen oder Liegen Druck auf die betroffenen Körperpartien aus. Durch Druckverteilung und Druckentlastung (z. B. durch Aufstehen!) können unangenehme Druckgefühle und Druckschäden auf der Haut vermieden werden.
Lagerungshilfsmittel dienen auch als Stütze: Ein Stuhl mit Lehne unterstützt die sitzende Körperposition und verhindert Ermüdung und Schmerzen durch Verkrampfung der Muskulatur. Gleichzeitig können Stuhllehnen auch gepolstert sein und wirken somit druckverteilend. Die Nackenstütze am Autositz dient zur Stoßdämpfung und soll neurologischen Komplikationen vorbeugen.

Zur Übung

Setzen Sie sich 1 Minute lang auf einen harten Stuhl ohne Lehne.
Versuchen Sie, ruhig zu sitzen, und verändern Sie nicht ihre Körperposition.
Setzen Sie sich anschließend in einen Sessel.
- Warum empfinden Sie das Sitzen im Sessel als angenehmer?
- Welche Eigenschaften machen sich im Sessel bei unverändertem Körpergewicht bemerkbar?

Wann werden Lagerungshilfsmittel in der Krankenpflege verwendet?

Die Anwendung von Lagerungshilfsmitteln ermöglicht physiologische Körperfunktionen zu unterstützen, Teile des Körpers ruhigzustellen, vom Druck zu entlasten oder den Druck zu verteilen.

Es werden folgende Maßnahmen bei der Anwendung von Lagerungshilfsmitteln unterschieden:

1. Stützung,
2. Ruhigstellung,
3. Druckentlastung,
4. Druckverteilung.

Lagerungshilfsmittel zur Stützung

Stützung eines Patienten mit Lagerungshilfsmitteln in der Praxis

Definition

> Stützen bei der Lagerung heißt, den Körper in physiologischer Position zu unterstützen, wobei die Bewegungsfreiheit nur bedingt eingeschränkt wird.

Lagerungshilfsmittel:

1. Federkissen in verschiedenen Größen,
2. Schaumstoffkeile in verschiedenen Größen,
3. Schaumstoff, der für den Patienten individuell zugeschnitten werden kann,
4. Knierolle,
5. Nackenrolle,
6. Fußstützen im Bett,
7. Sandsäcke in verschiedenen Größen.

Lagerungshilfsmittel zur Stützung dürfen bei ihrer Anwendung keine Druckstellen verursachen.

1. Federkissen

Federkissen sind optimale Lagerungshilfsmittel zur Stützung des Patienten; sie bieten genügend Halt und sind trotzdem sehr weich.

Federkissen werden in verschiedenen Größen hergestellt. Die Kissen im Format 90 × 90 cm werden als Kopfkissen gebraucht. Die ganz kleinen Kissen von 40 × 40 cm („Fritzchen") werden zusätzlich unter dem Kopf angelegt.

Die länglichen Federkissen werden zur Lagerung unter die Extremitäten gelegt.

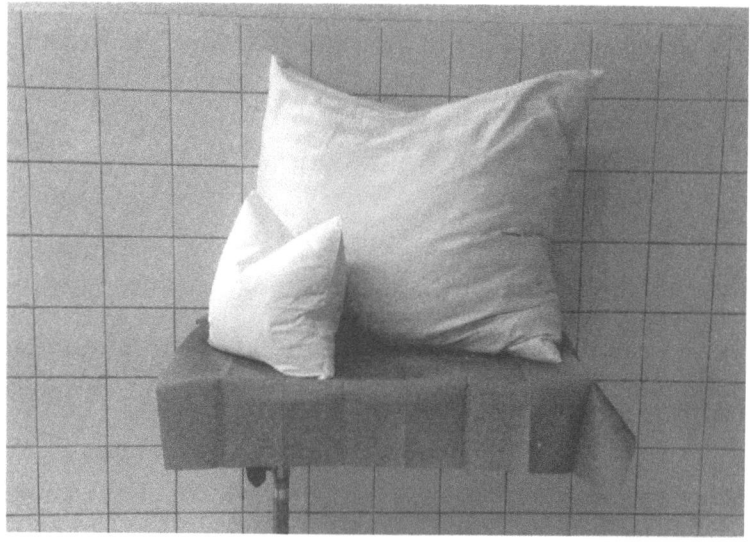

Abb. 1. Federkissen

Federkissen sind nur bedingt atmungsaktiv, da die Federn in großen Mengen in die Leinenbezüge gefüllt werden. Federn halten die Wärme gut, und mit weniger Federfüllung wäre die Qualität der Stützung beeinträchtigt.

Wird ein Patient ausschließlich mit Federkissen gestützt, dann muß darauf geachtet werden, daß er mit einer dünneren Bettdecke zugedeckt wird, um einer möglichen Hyperthermie entgegenzuwirken.

Beobachtungen auf institutioneller Ebene haben gezeigt, daß allergische Reaktionen auf Federkissen nicht grundsätzlich ausgeschlossen werden können, in der Praxis jedoch selten auftreten.

Die Stützung mit Federkissen soll die Bewegungsfreiheit des Patienten nicht einschränken. Die stützenden Kissen sollen nur die Körperposition aufrechterhalten.

Die Nachteile der Federkissen zeigen sich bei der Hygiene. Wird ein Kopfkissen z. B. auf einer Station ohne sichtbare Verschmutzung wiederverwendet, so wird das Kissen mit Sprühdesinfektionsmittel versorgt und anschließend mit einem frischen Kopfkissenbezug überzogen. Bei dieser Maßnahme können Erreger verschleppt werden.

Stark verschmutzte Federkissen können in der Waschmaschine gewaschen und anschließend im Wäschetrockner gründlich getrocknet werden. Die Federkissen werden wieder sauber und weich.

Bei den Wasch- und Trockenvorgängen werden die Federn jedoch sehr strapaziert; nach kurzer Zeit verklumpen sie und verlieren an Elastizität.

In großen Krankenhäusern, die ihre eigene Bettenzentrale besitzen, werden Federkissen mit Dampf bei 80–100 °C sterilisiert. Hierbei ist die Abnutzung sehr gering und die Hygiene wird gewährleistet.

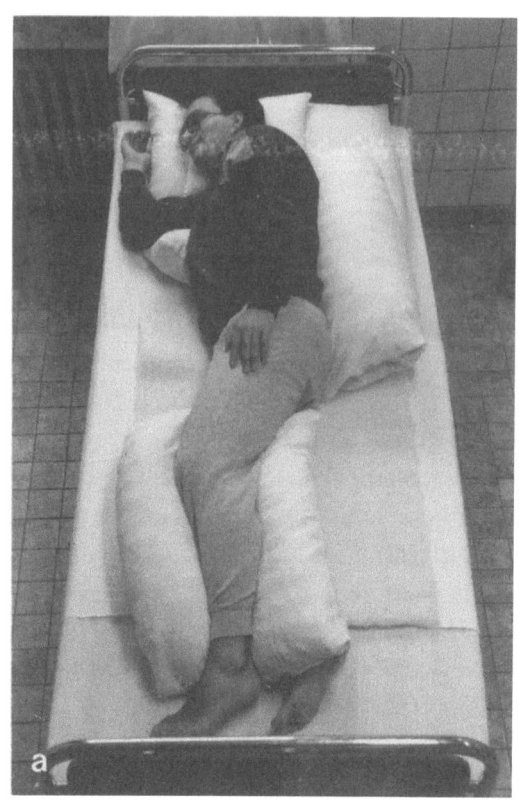

Abb. 2a, b. Lagerung eines Patienten mit Federkissen

Gefährdete Patientengruppen, für die eine Stützung mit Federkissen indiziert ist:

- kachektische Patienten,
- Paraplegiker,
- komatöse Patienten,
- Patienten mit SHT (Schädel-Hirn-Traumen).

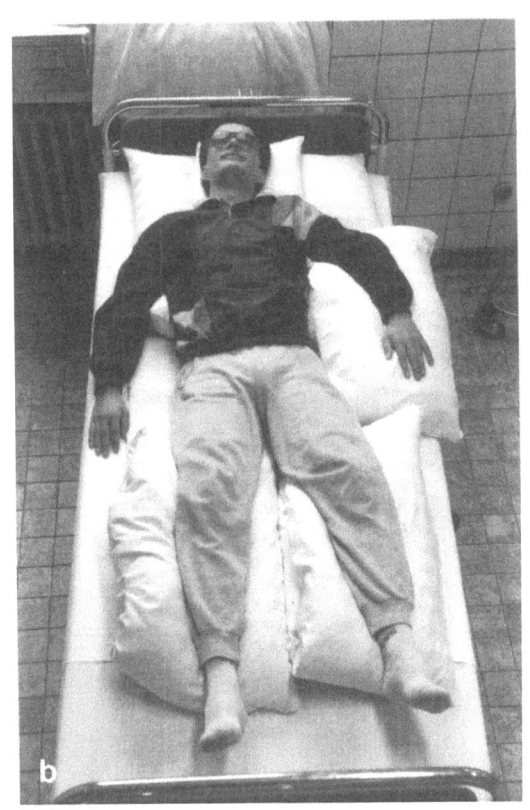

Abb. 2b

2. Schaumstoffkeile

Schaumstoffkeile sind aus hartem Schaumstoff zugeschnitten und mit Kunststoff überzogen. In der Praxis sind sie nicht oft im Gebrauch, da sie nicht situationsgerecht, d.h. nicht modellierbar sind.

Schaumstoffkeile mit Kunststoffüberzug sind nicht atmungsaktiv. Der Patient transpariert sehr schnell, wenn diese an der Haut anliegen. Um einer starken Transpiration vorzubeugen, werden die Schaumstoffkeile mit Baumwollbezügen überzogen.

Schaumstoffkeile werden zur Stützung eingesetzt und können gleichzeitig auch (bedingt) druckentlastend wirken. Mit Schaumstoffkeilen können die Extremitäten etwas erhöht gelagert werden.

Die Liegefläche im Bett kann angehoben werden, indem Schaumstoffkeile unter die Matratze an der gewünschten Stelle untergeschoben werden. Seitlich angebrachte Keile können eventuell das Herausfallen verhindern.

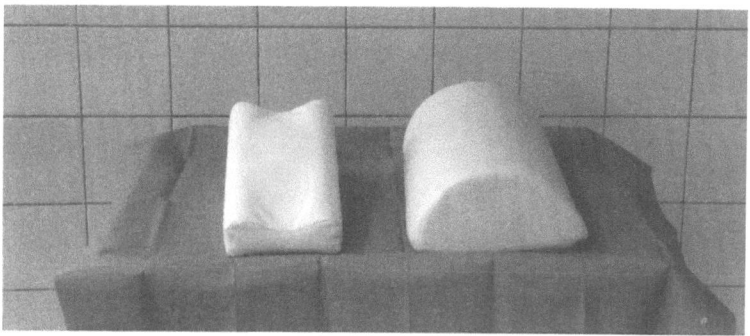

Abb. 3. Schaumstoffkeile

Die Schaumstoffkeile sind sehr leicht, so daß sie schnell verrutschen, wenn der Patient sich bewegt.

Die hygienischen Maßnahmen der Schaumstoffkeile sind unkompliziert. Sie können mit Desinfektionslösung abgewaschen werden. Bei hartnäckigen Verschmutzungen werden die Schaumstoffkeile in Desinfektionslösung eingelegt. Hierbei ist jedoch zu beachten, daß die Keile vor ihrer Wiederverwendung ausgiebig getrocknet werden müssen.

3. Schaumstoff

Schaumstoff erweist gute Dienste im Pflegebereich. Abhängig von den Funktionseinsätzen dient er zur Stützung, Ruhigstellung, Druckentlastung und Polsterung.

Schaumstoff ist in großen Mengen auf Pflegestationen vorzufinden. Dadurch kann die Pflegeperson den Schaumstoff nach den individuellen Bedürfnissen des Patienten zuschneiden.

Schaumstoffe sind nicht atmungsaktiv. Der Patient kann beim Gebrauch sehr schnell transpirieren. Daher müssen die Schaumstoffe mit Baumwollstoff überzogen werden, um die entstehende Feuchtigkeit aufzufangen.

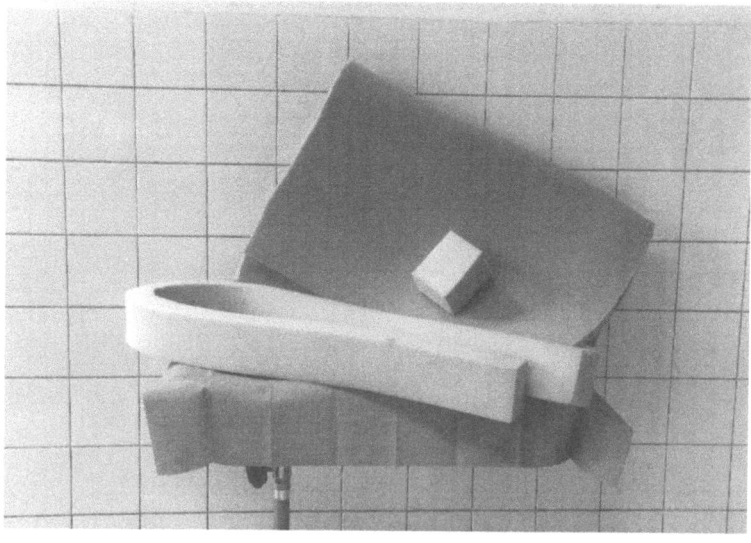

Abb. 4. Schaumstoff

Wird im Beckenbereich Schaumstoff zur Druckverteilung eingelegt, so muß die Höhendifferenz zum Kopfkissen ausgeglichen werden.

Schaumstoffe können in Desinfektionslösungen ausgewaschen werden und sollten zum Trocknen in einen luftigen Raum gestellt werden.

Ein großer Nachteil der Schaumstoffe ist, daß sie feuergefährlich sind.

4. Knierolle

Der Name des Lagerungshilfsmittels deutet auf seine Einsatzstelle hin. Die Knierolle hat einen Durchmesser von ca. 15 cm und ist 40–50 cm lang. Sie besteht aus Schaumstoff und ist mit Kunststoff überzogen.
Vor ihrem Gebrauch wird die Knierolle mit einem Baumwollbezug überzogen.
Die Knierolle wird in der Abdominalchirurgie oft angewandt. Bei leichter Oberkörperhochlagerung und leicht angewinkelten Knien, die von der Knierolle gehalten werden, kann postoperativ eine Entspannung der Bauchmuskulatur erreicht werden. Die Schmerzlinderung wird also durch die Lagerung mit der Knierolle unterstützt.
Der Kunststoffüberzug der Knierolle kann leicht desinfiziert und gereinigt werden, wobei genauso zu verfahren ist wie bei der Versorgung eines Schaumstoffkeils.
„Improvisierte" Knierollen aus Federkissen oder Schaumstoff erfüllen – in ein Handtuch gerollt – genauso ihren Zweck.

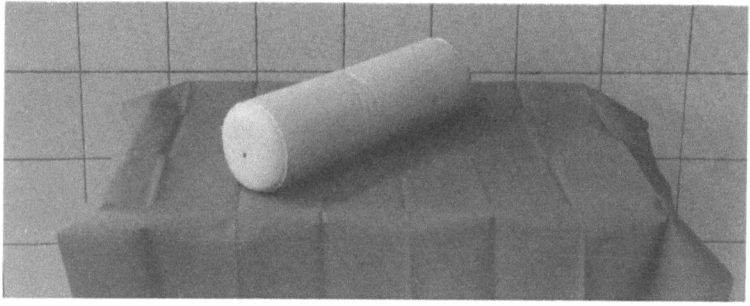

Abb. 5. Knierolle

5. Nackenrolle

Die Nackenrolle ist den anatomischen Verhältnissen angepaßt. Sie ist aus hartem Schaumstoff zurechtgeschnitten und mit Baumwollstoff oder Kunststoff überzogen.
Die mit Kunststoff überzogene Nackenrolle bietet den Vorteil, daß die hygienischen Maßnahmen leichter durchzuführen sind. Hierbei wird ebenso verfahren wie bei der Knierolle und dem Schaumstoffkeil.
Ihr Nachteil zur mit Baumwollstoff überzogenen Nackenrolle liegt in der stärkeren Transpiration des Patienten.
Nackenrollen besitzen keine große Bedeutung in der Krankenpflege; sie werden als Kopfstütze - z.B. beim Lesen - dem Patienten untergelegt.

6. Fußstütze

Die Fußstütze stützt nicht nur die Füße – wie der Name andeutet –, sondern sie erleichtert physiologische Funktionen im Organismus.

Die Fußstütze ist eine leicht verkleinerte, verstellbare Nachbildung des Bettgestells am Fußende.

Die Anwendung der Fußstütze ist bei kleinwüchsigen Patienten indiziert, weil sie sonst in den Krankenhausbetten sehr leicht herunterrutschen.

Durch ihr Anlegen kann bei lang bettlägrigen Patienten eine Thromboseprophylaxe durchgeführt werden, wobei die

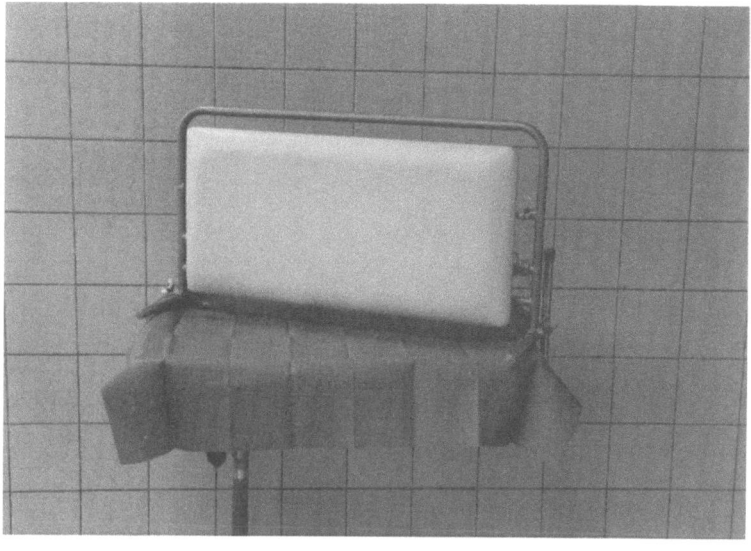

Abb. 6. Fußstütze

Füße an die Stütze angelegt werden. Dann soll gegen den Widerstand mehrmals versucht werden, Füße und Beine zu strecken.

Die Fußstütze wirkt bei bettlägrigen Patienten einer Verkürzung der Achillessehne entgegen und beugt somit der Entstehung eines Spitzfußes vor.

Die Stützfläche sollte mit einem Baumwolltuch oder einem Fell überzogen werden, welches in besonderem Maße für die älteren Modelle mit nichtgepolsterter Holzplatte gilt.

Die hygienischen Maßnahmen sind einfach; das gesamte Lagerungshilfsmittel kann mit Desinfektionslösung abgewaschen werden.

7. Sandsäcke

Sandsäcke werden in verschiedenen Größen hergestellt. Hierbei wird der Sand in feste Kunststoffbezüge gefüllt.
Sandsäcke sind klassische Lagerungshilfsmittel zur Stützung. Durch sie werden die Extremitäten in ihrer physiologischen Position gehalten.
Sandsäcke dienen auch zur Fixierung von Schienen (z.B. Schiene nach Braun), um eine korrekte Position aufrechtzuerhalten.
Weiterhin werden Sandsäcke bei Punktionen eingesetzt. Bei Arterien- oder Gewebepunktionen wird nach steriler Wundversorgung ein Sandsack auf die Funktionsstelle aufgelegt.
Vom Lagerungsort abhängig ist die Temperatur des Sandes. Bei sehr kaltem Sand ist eine leichte Erwärmung, z.B. auf dem Heizkörper, für den Patienten sehr angenehm. Wie die anderen mit Kunststoff überzogenen Lagerungshilfsmittel auch, so werden Sandsäcke zur Vermeidung einer verstärkten Transpiration stets mit einem Baumwollbezug überzogen.
Sandsäcke werden genauso desinfiziert und gereinigt wie Schaumstoffkeile, Nacken- und Knierollen.

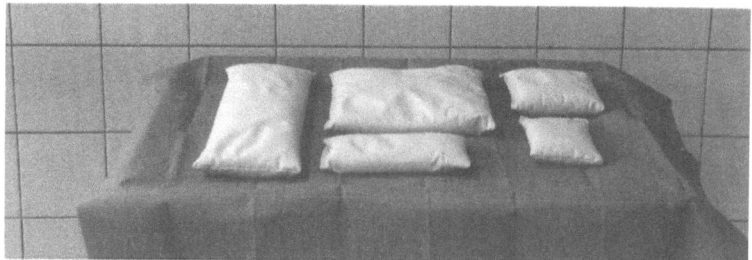

Abb. 7. Sandsäcke

Lagerungshilfsmittel zur Ruhigstellung

Definition

Ruhigstellung bedeutet eine Verringerung oder Verhinderung der Beweglichkeit von in physiologischer Position befindlichen Körperteilen.

Das Ziel der Ruhigstellung liegt darin, daß erkrankte Körperteile von ihrer Funktion befreit werden, um eine Erholung zu bewirken.

Lagerungshilfsmittel:

1. Spreu- und Hirsekissen,
2. Schiene nach Volkmann,
3. Schiene nach Braun,
4. Schiene nach Keel,
5. Schiene nach Kramer,
6. Lattenbrett,
7. Sandsäcke.

1. Spreu- und Hirsekissen

Spreu und Hirse sind Getreideprodukte, die früher in der Krankenpflege zur Ruhigstellung Verwendung fanden.
Hirse ist eine Getreidesorte, deren kleine, ausgetrocknete Körner weiterverarbeitet werden. Als Lagerungshilfsmittel besitzt sie zusätzlich durchblutungsfördernde Eigenschaften, indem sich die Getreidekörnchen bei jeder Körperbewegung mitbewegen.
Spreukissen werden aus Weizenhülsen hergestellt.
Spreu- und Hirsekissen sind sehr leicht und passen sich der Körperform gut an.
Die Naturprodukte werden in Baumwollbezüge gefüllt und sind intensiv atmungsaktiv.
Spreu- und Hirsekissen werden hauptsächlich zur Ruhigstellung der Extremitäten gebraucht.
Heute sind diese Lagerungshilfsmittel in der Praxis nicht mehr anzutreffen, da die modernen hygienischen Maßnahmen die Naturprodukte zerstören.

2. Schiene nach Volkmann

Die Schiene nach Volkmann gehört zu den traditionellen Lagerungshilfsmitteln für die Beine. Heute findet sie in der Praxis jedoch kaum noch Verwendung.
Die Schiene ist aus Metall gefertigt und muß vor der Anwendung mit Mullwatte oder Schaumstoff ausgepolstert werden.
Im Auflagebereich der Ferse wurde eine halbkreisförmige Öffnung angelegt, um Druckstellen zu vermeiden. An dieser Stelle besteht jedoch die Gefahr, daß die Achillessehne komprimiert werden kann.

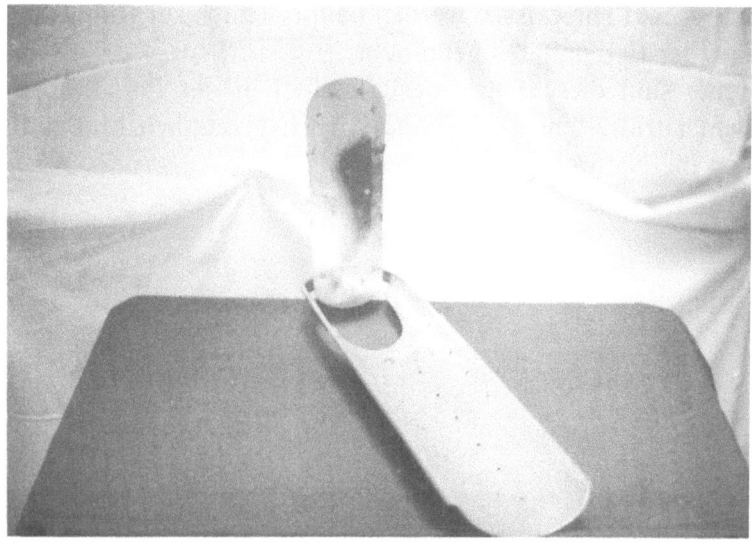

Abb. 8. Volkmann-Schiene

Am Ende der Schiene wurde senkrecht eine Metallplatte angebracht, die zur Stützung des Fußes dient.

Die Volkmann-Schiene kann mit einem T-Stück aus Metall angehoben werden, wobei das Metallteil in die dafür vorgesehene Halterung am Fersenende geschoben und dort fixiert wird. Durch diese Maßnahme sollen ödematöse Veränderungen behoben werden.

Die hygienischen Maßnahmen für die Schiene nach Volkmann sind einfach; das gesamte Lagerungshilfsmittel kann mit Desinfektionslösung abgewaschen werden.

3. Schiene nach Braun

Die Schiene nach Braun dient zur Ruhigstellung und Hochlagerung der unteren Extremitäten. Dabei erholt sich das kranke Bein, vorhandene Ödeme bilden sich zurück und deren Neubildung kann vermieden werden.
Das Gestell der Schiene besteht aus Metall. Die Schiene kann auf unterschiedliche Größen eingestellt werden, indem die Schrauben gelöst werden und das Gestell nach vorne oder hinten verschoben wird (s. Abb. 9a).
Zur Fixierung des Fußes wurde an der Oberseite des viereckigen Rahmens ein Haken angebracht.
Zur Lagerung mit der Schiene nach Braun wird dem betroffenen Fuß des Patienten ein Mullstrumpf übergezogen. Vor den Zehen wird der Strumpf mit einer Mullbinde zu einem Knoten zusammengefaßt. Daraufhin wird die Mullbinde am Haken der Schiene befestigt.
In dieser Fixierung kann der Fuß seine physiologische Lage nicht verändern, und es besteht keine Gefahr zur Spitzfußbildung.
Eine weitere Möglichkeit zur Spitzfußprophylaxe mit der Schiene nach Braun besteht in der mehrmaligen, festen Umwicklung des viereckigen Rahmens mit Mullbinden (s. Abb. 9b).
Hierdurch wird eine Stützfläche gebildet, so daß der Fuß des Patienten nicht nach vorn fallen kann.
Die Schiene nach Braun wird in der Praxis oft angewandt, weil bei ihrer Anwendung Druckstellen, Komprimierung von Nerven und Kontrakturen vermieden werden.
In komplizierten Fällen, wenn eine Wunde nachblutet oder die seröse Absonderung sehr stark auftritt, findet ein Abfluß

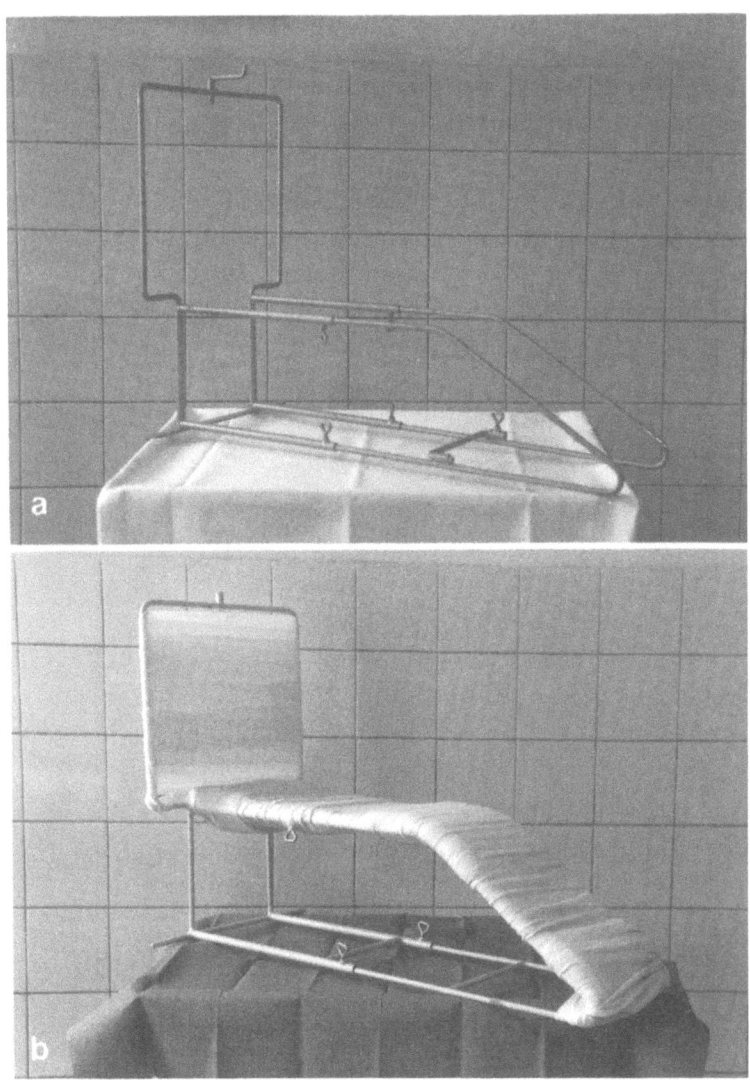

Abb. 9a, b. Schiene nach Braun

durch die Mullbinde statt. Hierbei ist es vorteilhaft, wenn ein Bettschutz (z.B. Moltexunterlage) unter der Schiene angebracht wird.

Das Gewicht der Metallschiene ist relativ gering, so daß der Pflegeperson ein unkomplizierter Umgang ermöglicht wird. Demgegenüber resultiert hieraus jedoch auch eine instabile Lage im Patientenbett. Daher wird die Schiene mit Sandsäkken fixiert.

Nach Gebrauch des Lagerungshilfsmittels müssen alle Polsterungen entfernt und verworfen werden. Das Gestell wird mit Desinfektionslösung abgewaschen. Im Falle einer vorausgegangenen Infektion wird die Schiene in der Bettenzentrale mit Dampf bei 100 °C sterilisiert.

4. Schiene nach Keel

Die Schiene nach Keel ist in der Umgangssprache als „Schaumstoffschiene" oder „Schweizer-Schiene" bekannt.
Dieses Lagerungshilfsmittel, das ausschließlich zur Ruhigstellung dient, wird aus dichtem Schaumstoff hergestellt, in den die Form des Beines hineinmodelliert wird. An beiden Seiten sind durchgehende Luftlöcher sichtbar, die zur Ventilation dienen. Am unteren Ende wurde eine Fußstütze angebracht (Spitzfußprophylaxe), die gleichzeitig das direkte Anliegen der Bettdecke am kranken Fuß verhindert.
Diese Fußstütze wurde durch eine Holzplatte verstärkt, um der Schiene einen stabilen Halt zu geben.

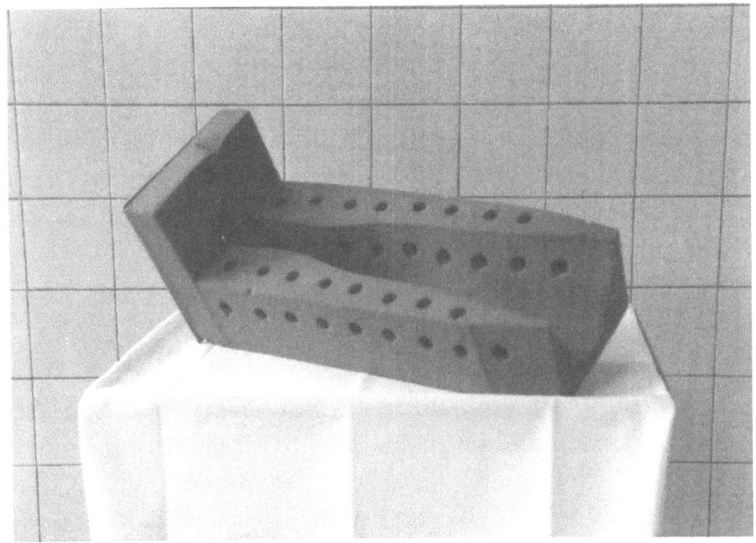

Abb. 10. Schiene nach Keel

Bei der Anwendung der Schiene nach Keel gilt der Ferse des Patienten besondere Beachtung. Es ist vorteilhaft, gleich zu Anfang die Ferse frei zu lagern. Dies kann gut mit einer improvisierten Rolle von ca. 10 cm Durchmesser erfolgen, bestehend aus einem Handtuch, Mullstoff oder Schaumstoff.

Bei der Fersenlagerung darf das Knie nicht durchgestreckt liegen, sondern die physiologische Beugung von etwa 5° muß – eventuell auch durch Stützung – aufrechterhalten werden, um einer Kontraktur vorzubeugen.

Die Schaumstoffschiene wird in der Praxis aus hygienischen Gründen nie ohne Schutz verwendet. Optimal haben sich bei nässenden Wunden Moltexunterlagen bewährt, denn diese können bei Bedarf leicht entfernt und verworfen werden. Nachteilig wirkt sich aus, daß durch die Moltexunterlage keine Ventilation erfolgen kann, da diese auf der Rückseite mit Kunststoff abgedeckt ist. Die entstehende Feuchtigkeit kann die Wundheilung am ruhiggestellten Bein negativ beeinflussen.

Das in der Schaumstoffschiene lagernde Bein sollte nicht mit der Bettdecke bedeckt werden, es sei denn, der Patient klagt über kalte Füße.

Wenn das kranke Bein keine Flüssigkeiten mehr absondert, sollte zum Schutz der Schiene keine Moltexunterlage verwendet werden, sondern ein Baumwollaken. Dieses ist atmungsaktiv und kann Feuchtigkeit aufnehmen.

Bei unruhigen Patienten können seitlich der Schiene Sandsäcke zur Stabilisierung der Lage angebracht werden.

Die hygienische Versorgung der Schiene ist aufgrund ihrer Größe nicht ganz einfach. Ein Einweichen ist durch die Holzplatte am Fußende nicht möglich. Weist die Schaumstoffschiene keine sichtbaren Verschmutzungen auf, so erfolgt meistens eine Sprühdesinfektion auf der Station. Eine andere Möglichkeit besteht in der Dampfdesinfektion bis zu 75 °C.

Anwendung findet die Schiene nach Keel bei Patienten mit:

- Frakturen,
- Thrombosen,
- Gefäßoperationen im Bereich der Beine,
- Ulcus cruris,
- Bänderzerrungen.

5. Schiene nach Kramer

Die Schiene nach Kramer besteht aus Draht. Das Schienengestell hat die Form einer Leiter, in einer Breite von etwa 5–7 cm und einer Länge von etwa 50 cm. Die querliegenden Drähte sind in Abständen von 2 cm angeordnet.

Die Schiene nach Kramer dient zur Ruhigstellung der Unterarme und der Hände. Sie läßt sich körpergerecht verbiegen.

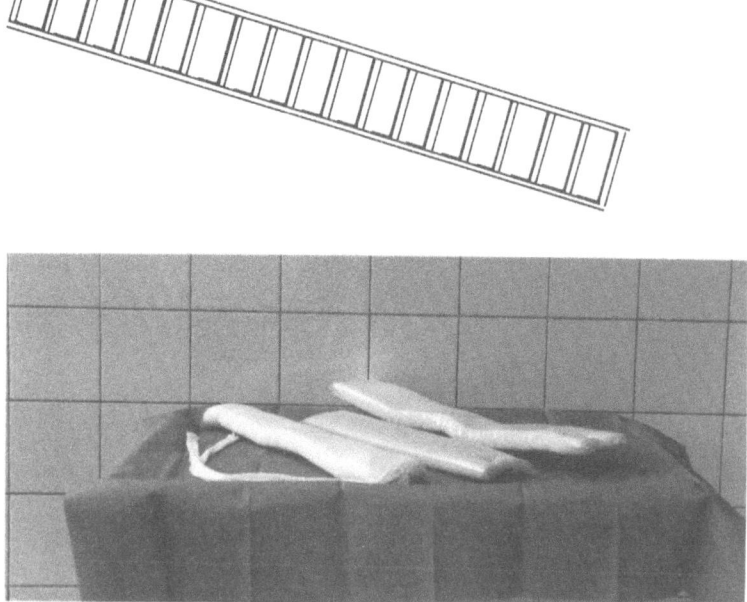

Abb. 11. Schiene nach Kramer

Vor der Anwendung wird die Drahtschiene mit Mullwatte oder Schaumstoff gepolstert und die Polsterung mit einer Mullumwicklung fixiert, um Druckstellen beim Patienten zu vermeiden. Die gepolsterte Schiene muß mit der anliegenden Hand fixiert werden, indem eine Mullbinde herzwärts herumgewickelt wird.
Im Handel sind fertig gepolsterte Schienen nach Kramer erhältlich.
Hierbei wurde zur Polsterung Schaumstoff verwendet und mit durchsichtigem Kunststoff überzogen. Die Polsterung muß daher mit Mullstoff abgedeckt werden, da sonst eine starke Transpiration des Patienten eintreten würde.
Die hygienischen Maßnahmen sind bei beiden Schienen gleichermaßen unkompliziert. Sie werden im Normalfall mit Desinfektionslösung abgewaschen.

Anwendungen der Schiene nach Kramer:

- Verletzungen am Unterarm,
- Ruhigstellung bei venösen Zugängen.

6. Das Lattenbrett

Das Lattenbrett besitzt die Größe eines Krankenbettes. Es besteht aus Holz und ist leiterartig aufgebaut. Die einzelnen Latten sind ca. 3 cm breit und in Abständen von etwa 10 cm angeordnet. Aus räumlichen Gründen kann das Lattenbrett nach Gebrauch zusammengerollt werden.

Das Lattenbrett wurde früher unter die Matratze gelegt, um für Patienten mit Wirbelkörperfrakturen eine stabile Liegefläche zu erhalten. Hierbei muß der Patient mehrere Wochen auf dem Rücken liegen. So kann die Heilung der Wirbelknochen optimal erfolgen, ohne daß neurologische Spätschäden zurückbleiben.

Heute findet das Lattenbrett kaum noch Verwendung, da es durch Spezialbetten aus neurologischen und orthopädischen Abteilungen verdrängt wurden.

Durch komplettes Abwaschen mit Desinfektionslösung wird das Lagerungshilfsmittel hygienisch versorgt.

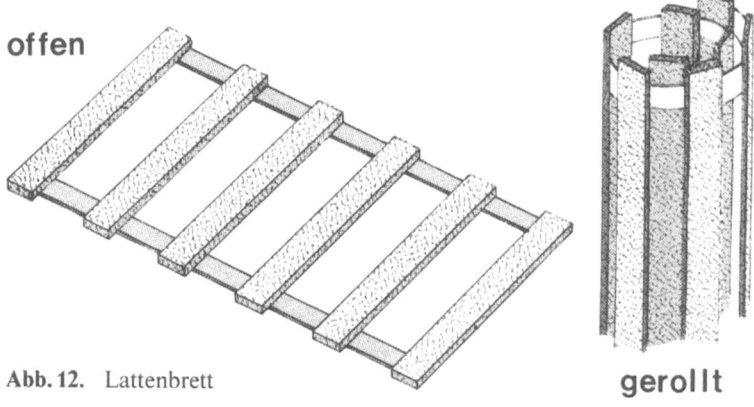

Abb. 12. Lattenbrett

Druckentlastung und Druckverteilung

Ein großes Problem in der Krankenpflege besteht in der Vorbeugung und Bekämpfung von Druckgeschwüren (Dekubitus). Es gibt z. Zt. noch keine Lagerungshilfsmittel, die dem Patienten einen sicheren Schutz davor bieten.
Mit Lagerungshilfsmitteln können zwei Mechanismen erzielt werden:

- Druckentlastung,
- Druckverteilung.

Bei beiden Vorgängen wird versucht, eine ausreichende Durchblutung zu bewirken und aufrecht zu erhalten.

> Druckentlastung ist, wenn auf bestimmte Körperstellen ununterbrochen ein Druck ausgeübt wird und dieser aufgehoben wird.

Es ist nicht möglich, den ganzen Körper vom Druck zu entlasten; es können immer nur bestimmte Körperstellen gezielt mit Lagerungshilfsmitteln vom Druck befreit werden.
Diese Methode wird mit der Methode der Druckverteilung kombiniert.

Wie wird in der Praxis Druckentlastung erreicht?

Druckentlastung kann durch Umlagerung des Patienten erreicht werden. Die jeweilige Körperpartie wird dabei vom Druck des Eigengewichtes befreit (s. Abb. 13).

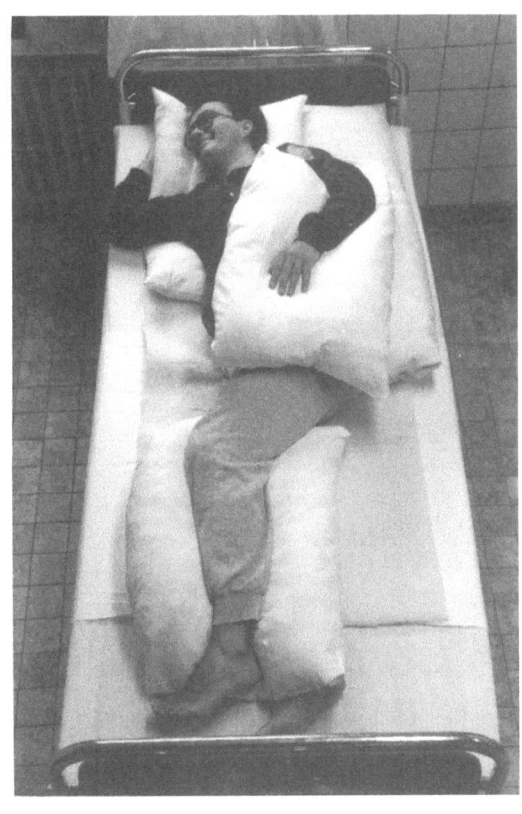

Abb. 13. Lagerung eines Patienten

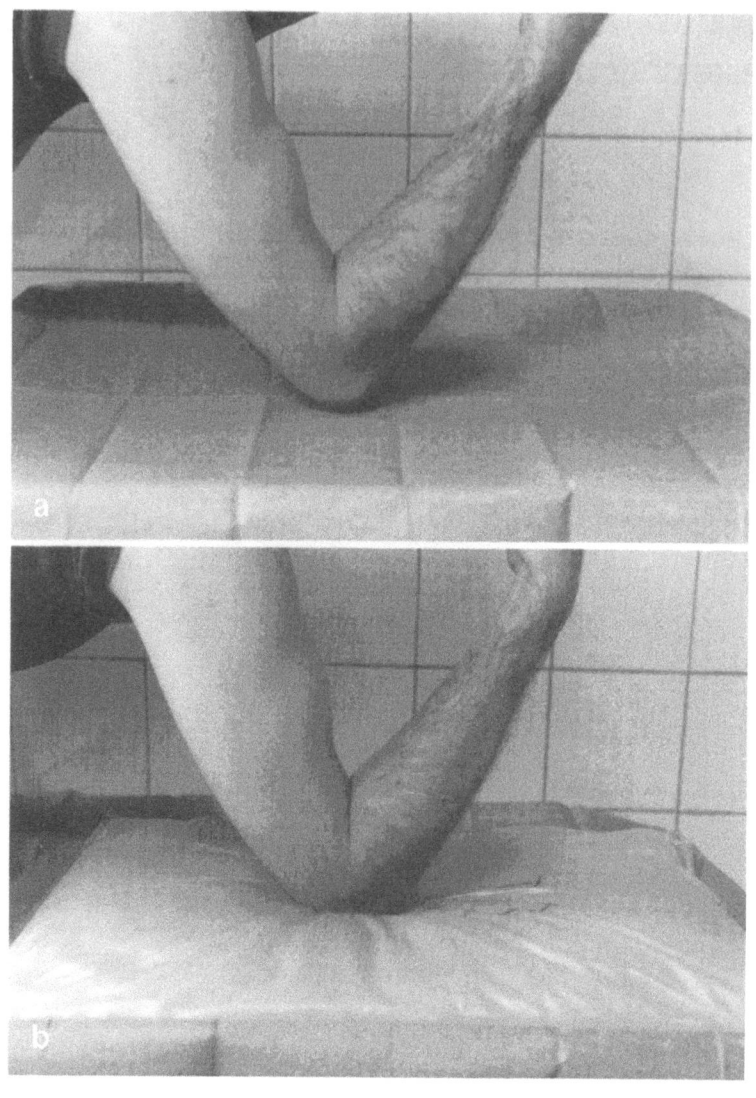

Abb. 14a, b. Ellenbogen auf harter (**a**) und weicher (**b**) Unterlage

Druckentlastung kann auch geschehen durch das Freilegen bestimmter Körperteile (z. B. Fersen, Waden, Becken, Arme und Kopf).
Die Methode der Druckentlastung bietet dem Pflegepersonal viele Variationsmöglichkeiten.

> Druckverteilung bedeutet, den Druck, der auf einem Kernpunkt lastet, auf eine größere Fläche zu verteilen.

Primär wird in der Krankenpflege die Druckverteilung angewandt. In komplizierten Fällen ist die Kombination von Druckentlastung und Druckverteilung beim Patienten indiziert.

Lagerungshilfsmittel zur Druckentlastung

1. Der Luftring

Der Luftring besteht aus Gummi und weist einen Innendurchmesser von etwa 20 cm auf; seine Breite variiert häufig und kann bis zu 10-15 cm betragen.
Bei der Benutzung muß der Luftring ausreichend mit Luft gefüllt werden, um das Eigengewicht des Patienten tragen zu können. Das Ventil zum Aufblasen darf den Körper nicht berühren, da hierdurch Druckstellen verursacht werden können. Weiterhin wird der Gummiring vor Gebrauch mit Baumwollstoff überzogen, um einer verstärkten Transpiration entgegenzuwirken.
Der Luftring gehört zu den traditionellen Lagerungshilfsmitteln; er findet heutzutage jedoch immer weniger Anwendung. Verwendet wird der Gummiring nur dann, wenn ein Eingriff im Analbereich erfolgte (z.B. Hämorrhoiden). Auf der Wöchnerinnenstation wird der Luftring zur Entlastung beim Sitzen bei Patientinnen mit Episiotomie verwendet.

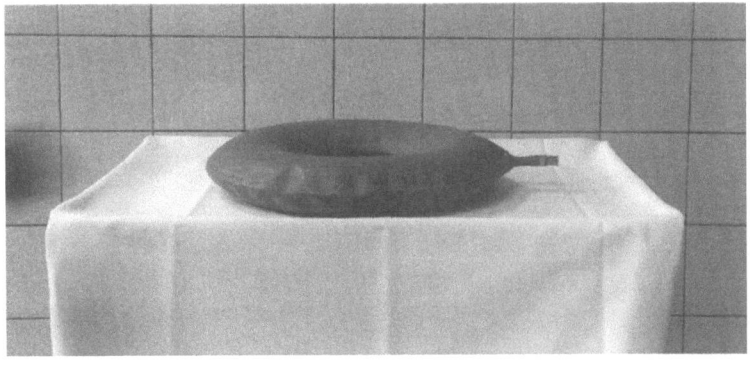

Abb. 15. Luftring

Keine Anwendung findet der Gummiring bei Patienten mit ausgeprägten Durchblutungsstörungen, da das Freilegen von Körperpartien immer mit Druckausübung einhergeht. Besonders gefährdet sind hierbei Patienten mit Dekubitus.
Durch das Aufliegen auf dem Gummiring werden die Gefäße durch das Körpergewicht komprimiert.
Eine ausreichende Blutversorgung im Wundbereich kann nicht erfolgen. Daher wird die Wundheilung verhindert oder zeitlich verzögert.

2. Der Bettbogen / Die Bettgabel

Der Bettbogen ist kein typisches Lagerungshilfsmittel zur Druckentlastung. Er hält den Druck vielmehr von der betroffenen Körperpartie ab.
Der klassische Bettbogen ist eine tunnelartige Konstruktion aus Holz und Metalldrähten (s. Abb. 16).
Indiziert ist der Bettbogen bei Verbrennungen und bei anderen chirurgischen Wunden, die nicht verbunden werden. Hierbei wird eine gute Belüftung der unverbundenen Wunde gewährleistet. Der Nachteil liegt darin, daß auch Erreger leicht auf die offene Wunde einwirken können. Ein aseptisches Milieu kann durch Abdeckung der Bögen mit

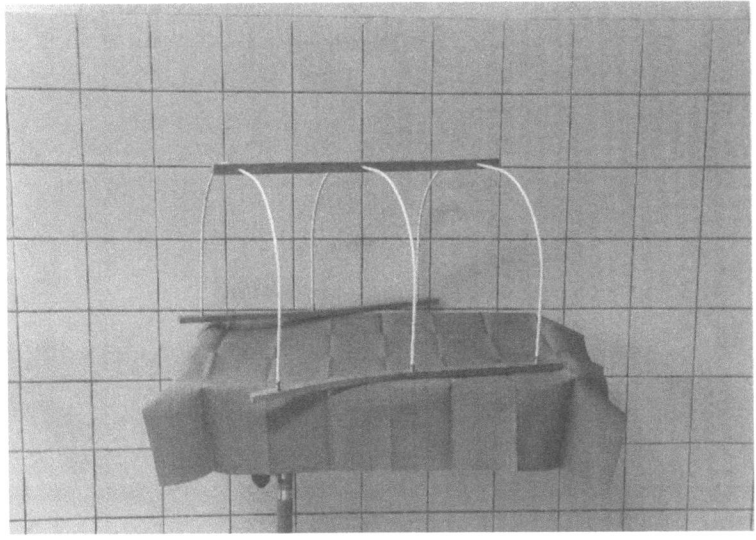

Abb. 16. Bettbogen

sterilen Tüchern erzielt werden. In diesem Fall muß darauf geachtet werden, daß im Patientenzimmer wenig Staub aufgewirbelt wird.

Bei der Anwendung des Bettbogens im Bereich der Extremitäten kann der Patient über Kälteempfinden klagen. Abhilfe kann durch gutes Abdichten mit der Bettdecke geschaffen werden.

Der tunnelartige Bettbogen wird heute durch modernere Konstruktionen, wie die Bettgabel, ersetzt (Abb. 17).

Die Bettgabel besteht aus Metall und ist eine flexible Stange. Die flexible Seite kann über die betroffene Körperstelle hingebogen und durch eine Schraube befestigt werden. Die Haltegabel, welche über der erkrankten Körperstelle fixiert wurde, besitzt eine ausgebreitete Fläche in einer viereckigen Form, um einen größeren Freiraum unter der Bettdecke zu erzielen. Die Bettgabel kann am Bettrahmen ebenfalls durch eine Schraube fixiert werden.

Die Vorteile der Bettgabel gegenüber dem traditionellen Bettbogen bestehen darin, daß sie wesentlich leichter in der Handhabung ist. Sie kann auf eine individuelle Höhe eingestellt werden. Die Haltefläche für die Decke kann in die gewünschte Ebene eingestellt werden.

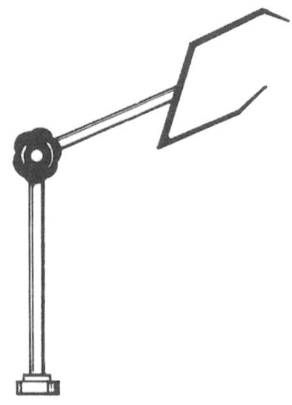

Abb. 17. Bettgabel

Die Patienten stören sich nicht durch ein zusätzliches Gestell im Bett, da die Bettgabel über dem Bett plaziert wird.

Bei der hygienischen Versorgung weist die Bettgabel wiederum Vorteile dem Bettbogen gegenüber auf: Beide Lagerungshilfsmittel werden mit Desinfektionslösung abgewaschen, was durch die geringere Größe bei der Bettgabel erheblich leichter zu bewerkstelligen ist. Außerdem bieten die Holzteile des Bettbogens Keimen eine günstigere Angriffsfläche als die Metalloberfläche der Bettgabel.

Lagerungshilfsmittel zur Druckverteilung

Lagerungshilfsmittel:

1. Fell,
2. Wasserkissen,
3. Antidekubitusmatratze,
4. Gelkissen,
5. Pack-Kissen,
6. Dunlop-Kissen.

Durch die Druckverteilung wird die Mikrozirkulation in den Gefäßen besser gewährleistet.
Ein Körperteil, der ständig einem Druck ausgesetzt ist, wird nicht ausreichend oder überhaupt nicht mit Blut versorgt.
Das Blut ist für die Zellen lebensnotwendig, weil sie mit Sauerstoff und Nährstoffen versorgt werden. Bleibt diese Versorgung aus, so beginnt das Gewebe sich zu zersetzen – ein Fäulnisprozeß wird in Gang gesetzt. Dieses Phänomen ist als Druckgeschwür (Dekubitus) in der Krankenbeobachtung bekannt.

1. Das Fell

Das Fell ist ein traditionelles Lagerungshilfsmittel zur Druckentlastung.
Früher wurden Schafsfelle verwendet, die sich als sehr effektiv erwiesen haben. Da die Schafsfelle luftdurchlässig sind, staut sich die Wärme nicht und somit wird die physiologische Transpiration nicht verstärkt.
Heute finden Schafsfelle trotz ihrer guten Wirkung keinerlei Anwendung in der Krankenpflege. Die Felle konnten sehr schlecht hygienisch versorgt werden. Nach einer Waschung zog sich das Fell zusammen und erfüllte nicht mehr die Vor-

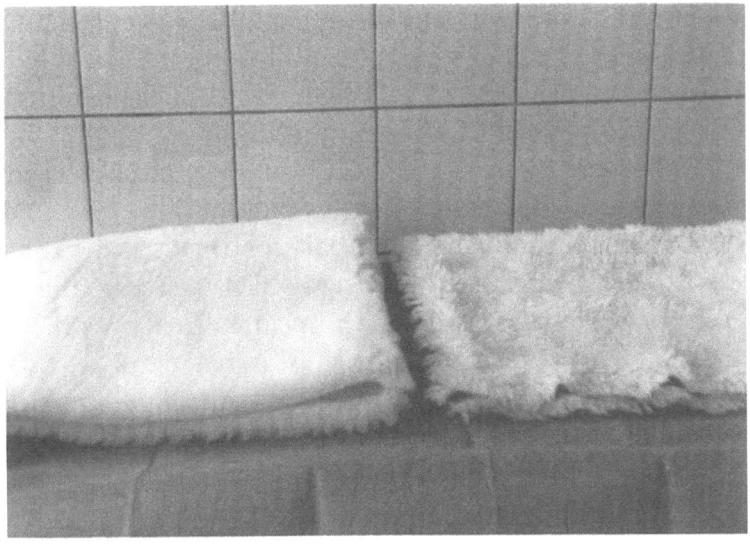

Abb. 18. Das Fell

aussetzungen zur Druckverteilung. Auch auf Desinfektionsmittel und die Versorgung im Autoklaven haben die Schafsfelle nachteilig reagiert.

Heute werden in der Krankenpflege die künstlichen Felle verwendet. In der Praxis sind die Felle in unterschiedlichen Größen vorzufinden. Am gebräuchlichsten sind sie in der Größe 60 × 90 cm.

Die synthetischen Felle besitzen den Schafsfellen gegenüber Vor- und Nachteile.

Sie wirken auch druckverteilend, aber durch die Kunstfaser staut sich die Wärme und der Patient transpiriert stark.

Die künstlichen Felle reichen nicht aus für eine optimale Vorbeugung gegen Druckstellen. Zusätzlich muß der Patient zur Druckentlastung gedreht werden, um die Durchblutung zu erhalten.

Oft ist zu beobachten, daß das Pflegepersonal bei inkontinenten Patienten Moltexunterlagen auf das Fell auslegt. In diesem Fall wird die Anwendung des Felles sinnlos, da die gewünschte Druckverteilung durch die Moltexunterlage verhindert wird.

Außer im Krankenbett können Felle auch auf Stühlen und Rollstühlen angewendet werden.

Bei Vollbädern können die Felle bei sehr kachektischen Patienten in die Badewanne gelegt werden.

Die Reinhaltung der Felle ist sehr unproblematisch. Sie können in der Waschmaschine gewaschen werden. Einen Nachteil zeigen die Felle nach mehrmaligem Waschen, indem die Fasern zusammenkleben (s. Abb. 18).

Die gewaschenen Felle können jedoch weiterhin verwendet werden, da sie trotz geringerer Effektivität immer noch eine frottierende Wirkung aufweisen.

2. Das Wasserkissen

Das Wasserkissen gehört zu den traditionellen Lagerungshilfsmitteln zur Druckentlastung.
Das Wasserkissen besteht aus Gummi und mißt 65 × 80 cm. Auf einer kürzeren Seite befindet sich eine trichterförmige Öffnung mit Schraubverschluß zur Wasserfüllung.
Die Anwendung des Wasserkissens ist sehr umständlich und mit physischer Anstrengung für die Pflegekraft verbunden. Bevor das Kissen mit Wasser gefüllt wird, legt man auf einen fahrbaren Tisch ein doppelt gefaltetes Bettlaken und darauf das Wasserkissen. Anschließend erfolgt die Füllung mit Wasser (Wassertemperatur nicht höher als die Körpertemperatur!) durch einen Wasserschlauch oder durch Trichter und Eimer.
Die Ellenbogenkontrolle zeigt die korrekte Füllungsmenge an. Wird der Boden des Wasserkissens durch den Ellenbogendruck eben noch erreicht, so ist genügend Wasser im

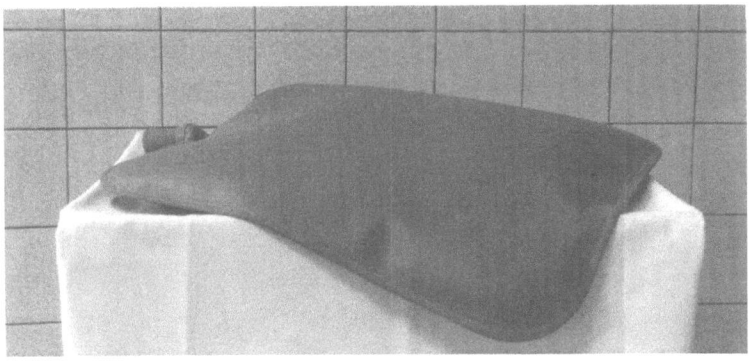

Abb. 19. Wasserkissen

Kissen vorhanden. Die im Kissen noch vorhandene Luft kann mit einem runden Stab in Richtung Öffnung gerollt werden. Anschließend wird der Verschluß zugeschraubt und das Kissen auf dem Tisch neben das Patientenbett gefahren. Nun wird das Wasserkissen mit Hilfe einer zweiten Pflegekraft in das Patientenbett gelegt, wobei das gefaltete Laken mit dem Kissen in das Bett gezogen wird. Das Bettlaken bleibt zur Entfernung des Wasserkissens im Bett. Nun wird das Kissen mit einem Bettlaken abgedeckt. Hierbei ist auf eine faltenfreie Lage der Laken zu achten. Darüber hinaus ergibt die Kombination mit einem Fell eine gute Lagerung.

In der langjährigen Beobachtung weisen die Wasserkissen viele Nachteile auf:

- Durch das Gummimaterial sind die Kissen nicht atmungsaktiv (starke Transpiration).
- Wenn ein Patient aufstehen kann, kühlt das Wasserkissen sehr schnell wieder ab.

Heute werden die Wasserkissen selten angewandt, da der Erfolg trotz aufwendiger Vorbereitung sehr gering ist. In der Praxis werden sie immer mehr von Antidekubitusmatratzen abgelöst.

Die Reinhaltung des Wasserkissens erfolgt durch Abwaschen mit Desinfektionslösung.

Nach Gebrauch werden die Kissen aufgehängt oder in der Mitte gefaltet in Regale gelegt. Vor der Lagerung sollte etwas Luft in das Wasserkissen eingeblasen werden, damit die Innenwände nicht verkleben können.

3. Die Antidekubitusmatratze

Die Antidekubitusmatratze besteht aus fest gewebtem Baumwoll- und Kunststoffmaterial. Die modernen Matratzen sind so groß wie die Patientenbetten, die älteren Modelle etwa 50 cm kürzer.
Die Antidekubitusmatratzen sind in separate Luftkammersysteme unterteilt, die längs oder quer verlaufen können. Durch einen kleinen Elektromotor (kastenförmig, s. Abb. 20a) erfolgt die Luftfüllung in den einzelnen Kammersystemen. Aus dem Motor verlaufen zwei Luftschläuche zur Matratze; in den beiden Kammersystemen ist jede zweite Luftkammer mit den benachbarten Kammern verbunden.
Das bedeutet, daß in ständigem Wechsel ein Kammersystem mit Luft gefüllt und das andere System luftleer ist, wobei jede zweite Kammer gefüllt wird.
Durch diesen Mechanismus wirkt die Antidekubitusmatratze druckverteilend und druckentlastend. Gleichzeitig bewirkt sie eine leichte Massage auf der Haut.
In der Praxis hat sich die Matratze gut bewährt, obwohl ohne Umlagerung des Patienten Druckschäden nicht sicher ausgeschlossen sind.
Anwendung findet die Antidekubitusmatratze bei Patienten mit Durchblutungsstörungen, bei sehr kachektischen Patienten, bei komatösen Patienten und bedingt bei paraplegischen Patienten.
Bei der Anwendung der Matratze dürfen nicht zusätzlich Felle oder andere dicke, weiche Decken verwendet werden. Durch Abdecken nur mit einem Bettlaken wird die optimale Wirkung der Luftkammersysteme gewährleistet.
Bei inkontinenten Patienten empfiehlt es sich, zum Schutz

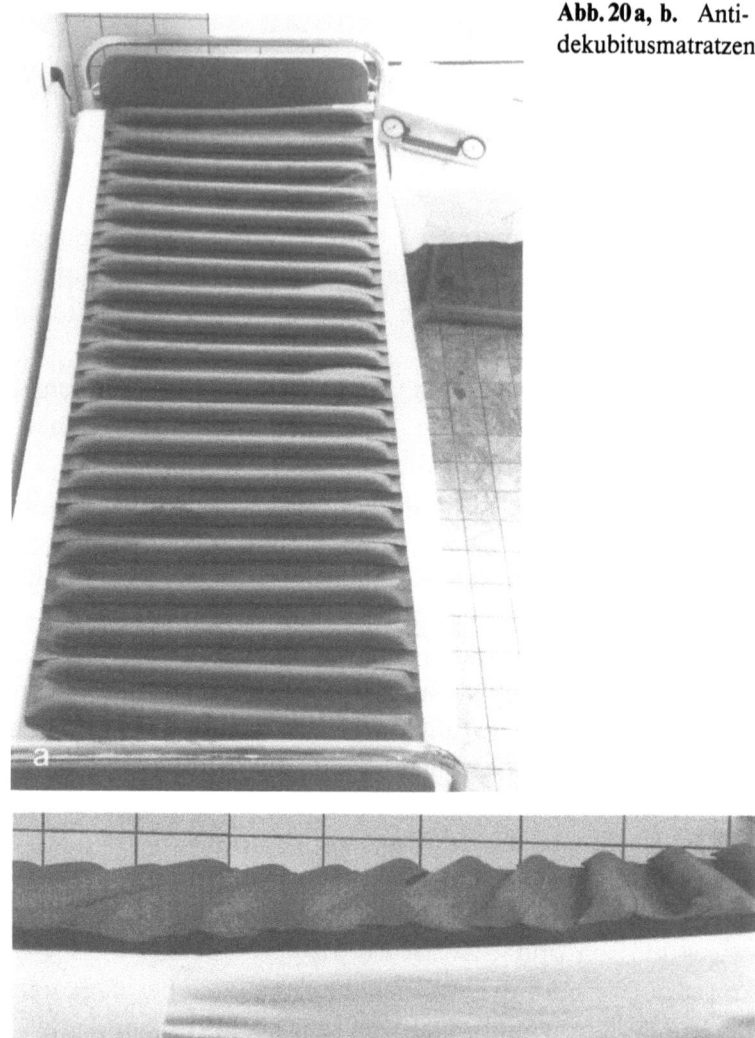

Abb. 20a, b. Antidekubitusmatratzen

der Antidekubitusmatratze eine dünne Kunststoffolie unter das Bettlaken zu legen.

Die hygienische Versorgung der Antidekubitionsmatratze erfolgt durch Sprühdesinfektion.

4. Das Gelkissen

Das Gelkissen ist ein modernes Lagerungshilfsmittel, welches in den letzten Jahren immer häufiger in der Praxis angetroffen wird.

Es besteht aus einem gallertartigen, elastischen Material in einem Plastikbezug. Die Liegefläche beträgt 50 × 50 cm bei einer Höhe von 5 cm.

Dieses Lagerungshilfsmittel dient ausschließlich zur Druckverteilung. Das Gel kann sich der individuellen Körperform vollkommen anpassen. Der Patient muß jedoch auch mit Gelkissenlagerung kontinuierlich umgelagert werden. Eine vorteilhafte Lagerungskombination ergibt die Anwendung des Gelkissens, das mit einem Fell abgedeckt wird.

Das Gelkissen ist durch seinen Kunststoffüberzug nicht atmungsaktiv und führt zur verstärkten Transpiration des Patienten. Daher dürfen Gelkissen in der Praxis nie ohne Baumwollbezüge eingesetzt werden.

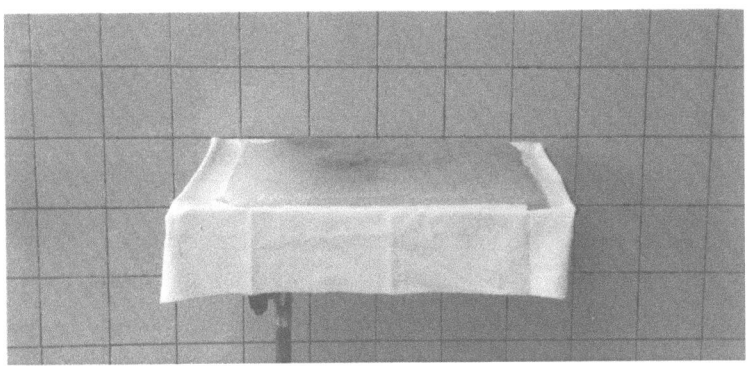

Abb. 21. Gelkissen

Beim Transport des Kissens muß immer darauf geachtet werden, daß es niemals hängend gehalten wird. In dieser Position kann sich die Gelmasse lösen, ohne sich wieder regenerieren zu können. Dadurch wird die exakte Funktion bleibend gestört. Das Gelkissen muß daher immer auf Unterarm und Handfläche liegend getragen werden.

Das Gelkissen besitzt ein großes Gewicht. Diese Eigenschaft erschwert nicht nur der Pflegeperson die Handhabung, sondern kann auch für Patienten, die das Kissen im Rollstuhl verwenden, Nachteile mit sich bringen.

Die hygienische Versorgung des Gelkissens ist unkompliziert: es wird mit Desinfektionslösung abgewaschen.

5. Das Pack-Kissen

Die Bezeichnung „Kissen", die das Pflegepersonal im Krankenhaus fortführt, trifft nicht ganz seinen Charakter. Das Pack (der Name kommt aus dem Englischen und bedeutet Ballen) ist nach Aussehen und Funktion eher mit einer Matratze zu vergleichen.
Dieses Lagerungshilfsmittel ist eine stabile, aus Schaumstoff bestehende Matratze. Die Liegefläche der einzelnen Matratzen beträgt 50 × 90 cm. Die Höhe des Packs kann bis zu 60 cm betragen. Diese Matratzen sind mit festem Kunststoff überzogen.
Das Ziel bei der Anwendung dieser Matratzen ist, eine möglichst große Druckverteilung zu erreichen.
Mit Packs kann das Patientenbett ganz ausgelegt werden. Es kann aber zur Druckentlastung - z. B. in Höhe des Steißbeins - ein Pack weggelassen werden. Bei dieser Technik muß darauf geachtet werden, daß der Patient nicht in die offene Stelle rutscht.
Die Packs werden in der Praxis der Allgemeinkrankenhäuser selten angewandt. Häufiger finden sie Verwendung in der Geriatrie und in der Paraplegiologie bei Patienten im Spätstadium.
Die Reinhaltung der Pack-Matratzen erfolgt durch Abwaschung mit Desinfektionslösung.

6. Das Dunlop-Kissen

Dunlop-Kissen sind aus weichem Schaumstoff hergestellt. Sie besitzen dicht nebeneinanderstehende Luftlöcher zur Ventilation. Die Dunlop-Kissen sind nicht mit Kunststoff überzogen.

Die Größe der Kissen beträgt die Hälfte der traditionellen dreiteiligen Matratzen. Sie dienen zur Druckverteilung und weisen in der Praxis eine gute Wirksamkeit auf. Die Dunlop-Kissen können auch aufeinander in zwei Reihen geschichtet werden. Hierbei müssen zwei Bettlaken quer eingespannt werden.

Patienten, die auf zweischichtigen Dunlop-Kissen gelagert werden, liegen sehr hoch, und es besteht die Gefahr, daß sie aus dem Bett herausfallen können. Zur Sicherheit des Patienten sollten deshalb Bettgitter angebracht werden.

Trotz guter Druckverteilung müssen die Patienten umgelagert werden. Die Pflegeperson soll beim Drehen des Patienten die Elastizität der Dunlop-Kissen berücksichtigen, denn die Gefahr des Herausfallens ist sehr groß.

Ein weiterer Nachteil bei dieser Lagerung ist die Bildung von Kontrakturen. Bei zweischichtiger Dunlop-Lagerung liegen die Patienten leicht halbkreisförmig im Bett. Die Bewegung, die kachektische Patienten noch aufweisen können, ist stark eingeschränkt.

Beim Umgang muß auch darauf geachtet werden, daß sich bei starkem Zug der weiche Schaumstoff sehr leicht löst.

Die hygienische Versorgung der Dunlop-Kissen erfolgt durch Sprühdesinfektion. In komplizierten Fällen können sie auch in Desinfektionslösung eingeweicht werden. Die infizierten Dunlop-Kissen können mit Gas sterilisiert werden.

MIX
Papier aus verantwortungsvollen Quellen
Paper from responsible sources
FSC® C105338

If you have any concerns about our products,
you can contact us on
ProductSafety@springernature.com

In case Publisher is established outside the EU,
the EU authorized representative is:
**Springer Nature Customer Service Center GmbH
Europaplatz 3, 69115 Heidelberg, Germany**

Printed by Libri Plureos GmbH
in Hamburg, Germany